BAUCHSPEICHELDRÜSENK REBS

Früherkennungs- und Screening-Bemühungen

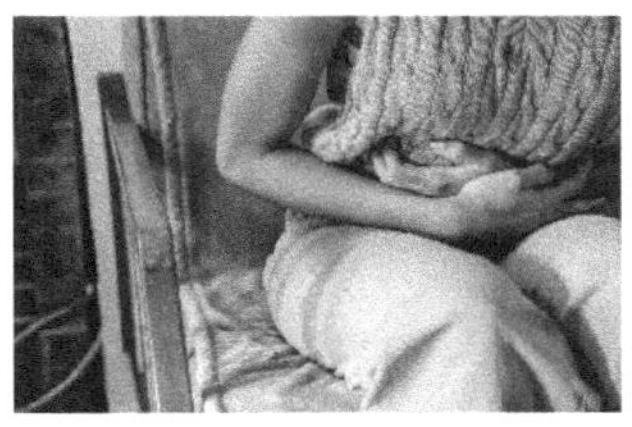

Dr. Rick M.Bell

Inhaltsverzeichnis

EINFÜHRUNG

Die Geheimnisse des Bauchspeicheldrüsenkrebses verstehen.

Krebs. Es ist nur ein Wort, aber schon beim Hören kann es einem Gänsehaut bereiten. Unter den vielen Formen dieser tödlichen Krankheit ist Bauchspeicheldrüsenkrebs ein besonders furchteinflößender Gegner. Bauchspeicheldrüsenkrebs, auch als „stiller Killer" bekannt, ist bekanntermaßen schwer zu diagnostizieren und zu behandeln, was ihn zu einer der tödlichsten und mysteriösesten Arten der Krankheit macht. Während wir versuchen, mehr über Bauchspeicheldrüsenkrebs zu erfahren, betreten wir eine Welt voller Rätsel, in der Information, Verständnis und Optimismus jedoch wirksame Waffen sein können.

Die Bauchspeicheldrüse liegt tief im Bauch und ist ein wichtiger Bestandteil des Verdauungs- und Hormonsystems. Wenn sich jedoch Bauchspeicheldrüsenkrebs entwickelt, wird dieses scheinbar harmlose Organ zum Schauplatz heftiger Kämpfe. Die Komplexität dieser Krankheit kann nur erfasst werden, wenn man sich zunächst mit der Bauchspeicheldrüse und ihren Funktionen vertraut macht.

Zunächst werfen wir einen Blick auf die Bauchspeicheldrüse selbst, ihre Lage im Körper und die wichtigen Rollen, die sie spielt. Die Bauchspeicheldrüse ist das unbeschriebene Blatt, auf dem die gnadenlosen Anfälle von Bauchspeicheldrüsenkrebs verzeichnet sind. Deshalb ist es wichtig, so viel wie möglich über sie zu lernen. In diesem Kapitel erfahren wir etwas über die Bauchspeicheldrüse und ihre Funktion im Körper, von der Sekretion von Verdauungsenzymen bis zur Regulierung des Blutzuckerspiegels über Hormone. Um die Komplexität von Bauchspeicheldrüsenkrebs zu verstehen, ist es von entscheidender Bedeutung, sich ein genaues Bild der Bauchspeicheldrüse zu machen.

Bauchspeicheldrüsenkrebs existiert nicht im luftleeren Raum. Es gibt verschiedene Untertypen, von denen jeder seine eigenen, einzigartigen Schwierigkeiten mit sich bringt. In Kapitel 2 erfahren wir mehr über die vielen Arten von Bauchspeicheldrüsentumoren und die Unterscheidung zwischen exokrinen und endokrinen Krebsarten. Das Erkennen dieser Unterschiede ermöglicht es uns, individuelle Strategien für Diagnose und Therapie zu entwickeln.

Um einen Feind zu besiegen, muss man zunächst verstehen, woher er kommt und wo seine Schwächen liegen. Die Identifizierung der Auslöser und prädisponierenden Faktoren für Bauchspeicheldrüsenkrebs ist von entscheidender Bedeutung. Das Risiko, an dieser Erkrankung zu erkranken, hängt von mehreren Faktoren ab, darunter Genetik, Lebensstil und Umwelteinflüsse. Diese Risikofaktoren für die Entwicklung von Bauchspeicheldrüsenkrebs werden in Kapitel 3 ausführlicher untersucht.

Im Kampf gegen Krebs kann die Früherkennung entscheidend sein. Allerdings ist Bauchspeicheldrüsenkrebs in der Regel schwer zu diagnostizieren, da die Symptome so vage sind. In diesem Kapitel gehen wir auf einige der Symptome ein, nach denen Ärzte bei der Diagnose von Bauchspeicheldrüsenkrebs suchen, sowie auf die Tests, die sie zur Bestätigung der Diagnose verwenden, und auf die Strategien, die sie zur Einstufung der Krankheit anwenden, um ihren Schweregrad abzuschätzen.

Im Kampf gegen Bauchspeicheldrüsenkrebs können wir auf eine Vielzahl von Instrumenten zurückgreifen, von denen jedes seine eigenen Vor- und Nachteile hat. Die Frontsoldaten in diesem Konflikt sind chirurgische Eingriffe, Chemotherapie, Bestrahlung, gezielte Therapien und Immuntherapien. In Kapitel 5 erfahren Sie mehr über die vielen Behandlungsmöglichkeiten für Bauchspeicheldrüsenkrebs und wie diese zur Bekämpfung dieser Krankheit eingesetzt werden.

Der menschliche Geist überlebt sogar jenseits des medizinischen Schlachtfelds. Die emotionalen und praktischen Aspekte des Lebens mit Bauchspeicheldrüsenkrebs werden in Kapitel 6 besprochen. Dazu gehören Bewältigungsmechanismen, Einblicke in die unterstützende Pflege und Empfehlungen zur Aufrechterhaltung der Ernährung und Lebensqualität während der Behandlung.

Lösung und Optimismus zu finden ist ein fortlaufender Prozess. Klinische Studien werden in Kapitel 7 über die Zukunft der Behandlung von Bauchspeicheldrüsenkrebs erörtert, zusammen mit anderen vielversprechenden Bereichen der Bauchspeicheldrüsenkrebsforschung, wie z.

B. modernsten Medikamenten und bevorstehenden Durchbrüchen.

Vorbeugen ist besser als behandeln, heißt es in einem alten Sprichwort. In diesem Kapitel besprechen wir Methoden zur Früherkennung und Prävention. Ein Vorgeschmack auf präventive Strategien, die im Kampf gegen Bauchspeicheldrüsenkrebs einen Unterschied machen können, sind Anpassungen des Lebensstils und Screening-Verfahren.

Bei all den Zahlen und Studien erweist sich der menschliche Geist als unzerbrechlich. Die in 8 vorgestellten Personen sind allesamt Überlebende von Bauchspeicheldrüsenkrebs, die die Krankheit mit bemerkenswerter Kraft und Tapferkeit überwunden haben.

Zusammenfassend lässt sich sagen, dass das Erlernen von Bauchspeicheldrüsenkrebs eine Reise voller Komplexität, Schwierigkeiten und Ausdauer ist.

Während wir uns durch die Wendungen dieser Krankheit kämpfen, tun wir dies mit dem gemeinsamen Ziel, ihre Mechanismen zu entdecken, die Behandlungsergebnisse zu verbessern und sie schließlich zu besiegen. Angesichts der überwältigenden Bedrohung durch Bauchspeicheldrüsenkrebs begeben wir uns auf eine Reise, um mehr zu entdecken und das Bewusstsein zu schärfen.

KAPITEL 1

Die Bauchspeicheldrüse: Struktur und Funktion

Die Bauchspeicheldrüse ist ein ruhiger, aber entscheidender Teil des komplexen Orchesters des menschlichen Körpers. Dieses hinter dem Magen verborgene Organ ist ein wichtiger Teil unseres Verdauungssystems und ein eigenständiges endokrines Kraftwerk. Die verheerenden Auswirkungen von Bauchspeicheldrüsenkrebs auf dieses komplexe Organ können nur mit fundierten Kenntnissen über die Architektur und Funktion der Bauchspeicheldrüse erfasst werden.

Lage und Organisation der Bauchspeicheldrüse

Die Bauchspeicheldrüse ist ein kleines Organ mit einer Länge von nur etwa 15 cm und sieht aus wie eine schlanke, kaulquappenförmige Drüse. Es wird horizontal über dem Oberbauch positioniert und in der Mitte des Körpers, direkt unter dem Bauch, verstaut. Trotz seiner entscheidenden Rolle hat seine eher abgelegene Platzierung zu der falschen Vorstellung geführt, dass es sich um ein relativ unauffälliges Organ handelt.

Diese Struktur besteht aus einem Kopf, einem Körper und einem Schwanz. Der Pankreaskopf ist der Abschnitt des Organs, der dem Zwölffingerdarm, dem ersten Abschnitt des Dünndarms, am nächsten liegt. Die horizontale Ausdehnung des Körpers nach links geht mit einer Ausdehnung des Schwanzes nach oben in Richtung Milz einher.

Die wesentlichen Funktionen der Bauchspeicheldrüse werden von einem System von Kanälen und Drüsen innerhalb des Organs ausgeführt. Der große Pankreasgang entsteht, wenn diese Gänge zusammenlaufen und sich über die gesamte Länge der Bauchspeicheldrüse erstrecken. Die Bauchspeicheldrüse verfügt über zahlreiche Blutarterien, die sie jederzeit mit Sauerstoff und Nährstoffen versorgen.

Die Doppelfunktion der Bauchspeicheldrüse

In ihrer Doppelfunktion erfüllt die Bauchspeicheldrüse sowohl die Funktionen einer exokrinen Drüse als auch einer endokrinen Drüse.

Exokrines System

Die Bauchspeicheldrüse ist eine exokrine Drüse, das heißt, sie produziert hauptsächlich

Substanzen und gibt sie in die Gänge ab. In dieser Funktion produziert es Bikarbonat und Verdauungsenzyme, zwei Verbindungen, die für den Abbau der Nahrung im Dünndarm notwendig sind.

Die Nährstoffe in der Nahrung werden nur zur Hälfte verdaut, wenn sie den Magen erreichen. Enzyme wie Amylase, Lipasen und Proteasen werden von exokrinen Zellen in die Pankreasgänge abgesondert. Diese Enzyme werden in den Dünndarm abgegeben, wo sie bei der Verdauung von Fetten, Proteinen und Kohlenhydraten zur Absorption helfen. Die Bauchspeicheldrüse produziert außerdem Bikarbonationen, die den sauren Inhalt des Magens neutralisieren und einen geeigneten pH-Wert für die Enzymaktivität aufrechterhalten.

Hormonelle Disposition

Die Langerhans-Inseln sind Ansammlungen spezialisierter Zellen, die der Bauchspeicheldrüse zusätzlich zu ihrer Verdauungsaufgabe auch ihre endokrine Funktion verleihen. Von diesen Zellen freigesetzte Hormone gelangen in den Kreislauf und beeinflussen viele verschiedene Aspekte des Stoffwechsels.

Insulin, das berühmteste Hormon der Langerhans-Inseln, hat eine entscheidende Funktion bei der Kontrolle des Blutzuckerspiegels (Glukose). Betazellen in den Inseln schütten als Reaktion auf einen Anstieg des Blutzuckers, beispielsweise nach einer Mahlzeit, Insulin aus und weisen die Zellen im gesamten Körper an, Glukose aufzunehmen, um sie als Brennstoff oder als Speicher zu nutzen. Im Gegensatz dazu schütten die Alphazellen der Inseln als Reaktion auf einen sinkenden Blutzuckerspiegel Glucagon aus und signalisieren der Leber, gespeicherte Glukose in den Blutkreislauf abzugeben und so den Blutzuckerspiegel konstant zu halten.

Die Bauchspeicheldrüse schüttet mehrere Hormone aus, darunter Insulin, Glucagon, Somatostatin und Pankreas-Polypeptid, die alle eine Rolle bei der Steuerung anderer Prozesse im Körper spielen.

Die Bauchspeicheldrüse spielt eine wesentliche Rolle für die menschliche Gesundheit und verdient mehr Anerkennung. Ihre komplexe Anatomie und ihre Doppelfunktion als exokrine und endokrine Drüse machen auf die wichtige Rolle aufmerksam, die sie bei der Verdauung und dem Blutzuckermanagement spielt.

Die Komplexität und Schwierigkeiten des Bauchspeicheldrüsenkrebses, auf die wir in den nächsten Kapiteln eingehen werden, erfordern ein Verständnis der normalen Anatomie und Funktion der Bauchspeicheldrüse als Voraussetzung für die Behandlung dieser Themen.

KAPITEL 2

Erkrankungen der Bauchspeicheldrüse

Bauchspeicheldrüsenkrebs bezeichnet ein Spektrum von Erkrankungen, die in verschiedenen Teilen des Organs beginnen können. Der Krankheitsverlauf, die verfügbaren Behandlungsmöglichkeiten und die Prognose werden alle maßgeblich von der spezifischen Unterart des diagnostizierten Bauchspeicheldrüsenkrebses beeinflusst. In diesem Kapitel werden die verschiedenen Subtypen von Bauchspeicheldrüsenkrebs untersucht, von denen jeder seine eigenen Symptome und Behandlungsmöglichkeiten aufweist.

Krebs der exokrinen Bauchspeicheldrüse

Exokriner Bauchspeicheldrüsenkrebs ist die häufigste Form der Erkrankung und macht etwa 95 % aller Fälle aus. Die häufigste Krebsart der Bauchspeicheldrüse ist das duktale Adenokarzinom des Pankreas (PDAC). Das duktale Adenokarzinom des Pankreas (PDAC) entwickelt sich in den Zellen, die die Gänge auskleiden, die Verdauungsenzyme absondern. Gelbsucht ist ein häufiges Zeichen dieser Tumoren, die sich typischerweise im Pankreaskopf manifestieren und zu einer Verstopfung des Gallengangs führen können.

Adenosquamöses Karzinom, Siegelringzellkarzinom und undifferenziertes Karzinom sind weitere, seltenere Arten von exokrinem Bauchspeicheldrüsenkrebs. Aufgrund der unterschiedlichen histologischen Merkmale jedes Subtyps können individuelle Behandlungspläne erforderlich sein.

Erkrankungen des endokrinen Pankreas

Endokriner Bauchspeicheldrüsenkrebs, eine seltene Art von Bauchspeicheldrüsenkrebs, entsteht in den hormonproduzierenden Zellen der Bauchspeicheldrüse, den sogenannten Langerhans-Inseln. Es ist auch als pankreatischer neuroendokriner Tumor (PNET) oder Inselzelltumor bekannt. PNETs wachsen häufig langsamer und sind weniger aggressiv als exokriner Bauchspeicheldrüsenkrebs.

PNETs können basierend auf den Hormonen, die sie absondern, weiter in Subtypen unterteilt werden. Beispielsweise scheiden Insulinome Insulin aus und werden mit Hypoglykämie (niedriger Blutzucker) in Verbindung gebracht, während Gastrinome Gastrin produzieren und Übersäuerung und Geschwüre im Magen verursachen.

Pankreastumoren, die selten auftreten

Neben den häufiger vorkommenden exokrinen und endokrinen Formen entstehen mehrere ungewöhnliche Subtypen des Bauchspeicheldrüsenkrebses, die von verschiedenen Zelltypen der Bauchspeicheldrüse ausgehen. Dazu gehören:

Azinuszellkarzinom: Dieser seltene Krebs entsteht in den Azinuszellen, die für die Herstellung von Verdauungsenzymen wichtig sind. Es muss möglicherweise anders behandelt werden als PDAC.

Diese unglaublich seltene Form von Krebs im Kindesalter, bekannt als Pankreatoblastom, betrifft fast ausschließlich Kinder unter 10 Jahren. Es bildet charakteristische Strukturen, die als Azinus-Duktal-Komplexe bezeichnet werden, und hat seinen Ursprung in unreifen Zellen der Bauchspeicheldrüse.

Seltener, langsam wachsender Tumor mit geringem bösartigen Potenzial; häufiger bei jungen Frauen; sogenannte solide pseudopapilläre Neoplasie (SPN). Der Entfernungsvorgang ist in der Regel erfolgreich.

Metastasierter Bauchspeicheldrüsenkrebs wird häufig in einem fortgeschrittenen Stadium entdeckt, wenn er sich bereits auf andere Organe wie Leber, Lunge oder Lymphknoten in der Umgebung ausgebreitet hat. Palliativpflege zielt darauf ab, Leiden zu lindern, indem sie Probleme wie Schmerzen und andere Symptome angeht, anstatt die Krankheit zu heilen.

Um individuelle Behandlungsprogramme zu erstellen und Patienten und ihren Familien angemessene Erwartungen zu vermitteln, ist es wichtig, die komplexe Natur von Bauchspeicheldrüsenkrebs und die vielen

Faktoren, die dazu beitragen, genau zu verstehen. Die Komplexität dieser Erkrankung zeigt sich daran, dass exokriner Bauchspeicheldrüsenkrebs und insbesondere PDAC nach wie vor die häufigste und aggressivste Form ist. In den nächsten Kapiteln werden wir uns mit den Variablen befassen, die zur Klassifizierung verschiedener Erkrankungen und zur direkten Behandlung verwendet werden können.

KAPITEL 3

Gründe und potenzielle Bedrohungen

Die Rätselhaftigkeit des Bauchspeicheldrüsenkrebses beruht zum Teil auf der Schwierigkeit, seine Wurzeln aufzuspüren. Um wirksame Strategien zur Vorbeugung und Behandlung zu entwickeln, ist es wichtig zu wissen, was diese verheerende Krankheit auslöst und wie sie sich ausbreitet.

Faktoren der Vererbung

Die Bedeutung der Genetik für das Fortschreiten von Bauchspeicheldrüsenkrebs ist von entscheidender Bedeutung. Wenn ein Verwandter ersten Grades (ein Elternteil, ein Geschwisterkind oder ein Kind) an Bauchspeicheldrüsenkrebs leidet, erhöht sich das Risiko, an dieser Krankheit zu erkranken.

Manche Menschen entwickeln aufgrund vererbbarer Veränderungen in Genen wie BRCA1, BRCA2, PALB2 und ATM häufiger Bauchspeicheldrüsenkrebs. Diese Mutationen können von den Eltern an die Kinder weitergegeben werden, was ihr Risiko, an der Krankheit zu erkranken, erheblich erhöht.

Umwelt- und Verhaltenseinflüsse

Lebensstil- und Umweltfaktoren sowie eine erbliche Veranlagung werden mit einem erhöhten Risiko für Bauchspeicheldrüsenkrebs in Verbindung gebracht. Das Risiko, an dieser Krebsart zu erkranken, ist mit mehreren Wirkungen und Substanzen verbunden:

Einer der am besten dokumentierten Risikofaktoren für Bauchspeicheldrüsenkrebs ist der Tabakkonsum, insbesondere das Rauchen von Zigaretten. Das Risiko, an dieser Erkrankung zu erkranken, ist bei Rauchern im Vergleich zu Nichtrauchern mindestens doppelt so hoch. Die langfristige Exposition gegenüber den Karzinogenen des Tabaks erhöht das Risiko für Bauchspeicheldrüsenkrebs.

Ein erhöhtes Risiko, an Bauchspeicheldrüsenkrebs zu erkranken, wird mit einer Ernährung mit hohem Anteil an rotem Fleisch, verarbeitetem Fleisch und gesättigten Fetten in Verbindung gebracht. Andererseits kann der Verzehr von viel Obst und Gemüse, insbesondere solchen mit hohem Antioxidantiengehalt, eine schützende Wirkung haben.

Übergewicht oder Fettleibigkeit erhöhen das Risiko, an verschiedenen Krebsarten zu erkranken, einschließlich Bauchspeicheldrüsenkrebs. Es gibt ein komplexes Ursachennetz, das Fett und Diabetes miteinander verbindet, darunter

Entzündungen, Insulinresistenz und endokrine Störungen.

Starker Alkoholkonsum, insbesondere über einen längeren Zeitraum, wird mit einem erhöhten Risiko für die Entwicklung von Bauchspeicheldrüsenkrebs in Verbindung gebracht. Die Bauchspeicheldrüse ist ein lebenswichtiges Organ, und Alkohol kann sie sowohl direkt als auch indirekt durch Wechselwirkungen mit anderen Risikofaktoren, einschließlich Rauchen, schädigen.

Zusätzliche Bedrohungsvariablen

Das Risiko, an Bauchspeicheldrüsenkrebs zu erkranken, kann auch durch andere Faktoren beeinflusst werden, wie zum Beispiel:
Das Alter ist ein wesentlicher Risikofaktor für die Entstehung von Bauchspeicheldrüsenkrebs. Der durchschnittliche Patient ist über 65 Jahre alt.

Das Risiko, an Bauchspeicheldrüsenkrebs zu erkranken, wird durch das Vorliegen einer chronischen Pankreatitis, einer Erkrankung, die durch eine langanhaltende Entzündung der Bauchspeicheldrüse gekennzeichnet ist, erheblich erhöht.

Ein höheres Risiko, an Bauchspeicheldrüsenkrebs zu erkranken, wird mit einer Vorgeschichte von Langzeitdiabetes, insbesondere Typ-2-Diabetes, in Verbindung gebracht. Es ist von entscheidender Bedeutung, darauf hinzuweisen, dass der Zusammenhang zwischen Diabetes und Bauchspeicheldrüsenkrebs kompliziert und nicht vollständig verstanden ist.

Der Kontakt mit Chemikalien, Schwermetallen und Pestiziden am Arbeitsplatz kann die Wahrscheinlichkeit erhöhen, an Bauchspeicheldrüsenkrebs zu erkranken.

Bauchspeicheldrüsenkrebs tritt häufiger bei Personen auf, die bestimmte Arten von Bauchspeicheldrüsenzysten oder präkanzerösen Läsionen haben. In diesen Situationen ist eine konsequente Überwachung und Überwachung unerlässlich.

Um zu erkennen, wer einem höheren Risiko ausgesetzt ist, und entsprechende Vorsichtsmaßnahmen zu ergreifen, ist ein Verständnis der zugrunde liegenden Ursachen und Risikofaktoren erforderlich. Darüber hinaus werden auch Studien durchgeführt, um andere Ursachen für Bauchspeicheldrüsenkrebs zu identifizieren. Wir können die Auswirkungen dieser schwierigen Erkrankung abschwächen, indem wir daran arbeiten, veränderbare Risikofaktoren wie Rauchen, Ernährung und Fettleibigkeit zu verbessern, und indem wir Menschen im Auge behalten, die angeborene

Anfälligkeiten oder andere Risikofaktoren haben. Die Erkennung von Bauchspeicheldrüsenkrebs ist ein entscheidender erster Schritt bei der Behandlung dieser tödlichen Krankheit. Wir werden diese und andere Behandlungsmöglichkeiten in den folgenden Kapiteln besprechen.

KAPITEL 4

Erkennung von Bauchspeicheldrüsenkrebs

Bauchspeicheldrüsenkrebs wird als „stiller Killer" bezeichnet, da er im Frühstadium selten Symptome hervorruft. Wenn die Symptome zum ersten Mal auftreten, ist die Krankheit oft schon weit fortgeschritten. Die Früherkennung von Bauchspeicheldrüsenkrebs erfordert jedoch Wachsamkeit, Bewusstsein und den Einsatz spezieller Diagnoseverfahren, um die Behandlungsergebnisse zu verbessern.

Anzeichen und Symptome

Die Anzeichen von Bauchspeicheldrüsenkrebs sind oft undeutlich und werden gerne als Folge einer weniger schwerwiegenden Erkrankung abgetan. Dennoch sollten einige eher typische Symptome Anlass zur Sorge geben und weitere Untersuchungen erfordern:

Gelbsucht

Eine Gelbfärbung der Haut und der Augen, typischerweise mit dunklem Urin und blassem Kot, kann auftreten, wenn ein Gallengang durch einen Bauchspeicheldrüsentumor verstopft ist. Dies ist ein häufiges Merkmal von Bauchspeicheldrüsenkrebs im Frühstadium.

Bauchschmerzen

Ständige, dumpfe Schmerzen im Oberbauch oder Rücken, die sich im Liegen oder nach dem Essen verschlimmern, können auf das Vorliegen von Bauchspeicheldrüsenkrebs hinweisen. Ein unerwarteter und drastischer Gewichtsverlust sollte Warnsignale auslösen. Bei Bauchspeicheldrüsenkrebs kann es zu unbeabsichtigtem Gewichtsverlust kommen, da die Krankheit es dem Körper erschwert, Nahrung zu verdauen und Nährstoffe aufzunehmen. Bauchspeicheldrüsenkrebs kann die Verdauung stören und zu Symptomen wie Durchfall, blassem, öligem Stuhl oder einer Veränderung der Stuhlgewohnheiten führen. Appetitlosigkeit ist ein Symptom von Bauchspeicheldrüsenkrebs, ebenso wie Gewichtsverlust ohne ersichtlichen Grund.

Neu aufgetretener Diabetes

Das Auftreten von Diabetes ohne erkennbaren Grund kann ein Hinweis auf Bauchspeicheldrüsenkrebs sein.

Es ist erwähnenswert, dass es mehrere mögliche Ursachen für diese Symptome gibt. Wenn jedoch eines dieser Symptome anhält oder sich verschlimmert, ist ärztliche Hilfe erforderlich.

Klinische Diagnose

Um die Diagnose von Bauchspeicheldrüsenkrebs zu bestätigen, das Stadium festzustellen und die anschließende Behandlung einzuleiten, werden verschiedene diagnostische Verfahren eingesetzt. Zu den Indikatoren gehören: Bildgebende Untersuchungen: Endoskopischer Ultraschall (EUS), Magnetresonanztomographie (MRT) und Computertomographie (CT) können alle hochauflösende Bilder der Bauchspeicheldrüse und ihrer Umgebung erzeugen. Sie sind nützlich, um das Ausmaß der Ausbreitung des Tumors und seine genaue Lage zu bestimmen. Die einzige sichere Methode zur Diagnose von Bauchspeicheldrüsenkrebs ist die Entnahme einer Gewebeprobe (Biopsie). Biopsien können mittels Endoskopie, Feinnadelaspiration oder offener Operation entnommen werden. Mehrere Blutmarker, darunter CA 19-9 und CEA, sind bei Patienten mit Bauchspeicheldrüsenkrebs ungewöhnlich hoch. Mit diesen Tests können sowohl der Krankheitsverlauf als auch das Ansprechen des Patienten auf die Behandlung verfolgt werden. Tests auf genetische Anomalien, die die Anfälligkeit für Bauchspeicheldrüsenkrebs erhöhen, sind eine Option für Personen mit einer starken familiären Vorgeschichte der Krankheit.

Drittes Stadium des Bauchspeicheldrüsenkrebses

Sobald die Diagnose Bauchspeicheldrüsenkrebs gestellt wurde, ist die Stadieneinteilung unerlässlich. Sowohl die Krebstherapie als auch die Prognose können durch den Einsatz von Staging verbessert werden. Normalerweise gibt es vier Stadien von Bauchspeicheldrüsenkrebs: Bauchspeicheldrüsenkrebs im Stadium I wird als Krebs definiert, der sich nicht über die Bauchspeicheldrüse hinaus auf andere Organe ausgebreitet hat.

Stufe II

Der Krebs ist auf die Bauchspeicheldrüse beschränkt und hat sich möglicherweise auf die Lymphknoten in der Umgebung ausgebreitet. Wenn der Krebs das Stadium III erreicht hat, hat er sich wahrscheinlich auf die Blutgefäße und Organe in der unmittelbaren Umgebung ausgebreitet. Wenn sich der Krebs über die ursprüngliche Stelle hinaus auf andere Körperteile ausgebreitet hat, spricht man von Stadium IV.

Obwohl es immer noch schwierig ist, ist die Früherkennung von Bauchspeicheldrüsenkrebs für die Verbesserung der Patientenergebnisse von entscheidender Bedeutung.

Eine Früherkennung und bessere Behandlungsergebnisse können möglich sein, wenn die Menschen sich der Warnsignale bewusst sind und vorbeugende Maßnahmen ergreifen, wie z. B. regelmäßige Kontrolluntersuchungen und geeignete Diagnoseverfahren, wenn Symptome auftreten. Bauchspeicheldrüsenkrebs wird je nach Stadium und Art der Erkrankung unterschiedlich behandelt, worauf wir im nächsten Kapitel eingehen werden.

KAPITEL 6

Bauchspeicheldrüsenkrebs: eine tägliche Realität

Sowohl bei der Person, bei der Bauchspeicheldrüsenkrebs diagnostiziert wurde, als auch bei ihren Angehörigen kann es nach der Nachricht zu irreparablen Veränderungen kommen. Auch wenn der Weg, der vor Ihnen liegt, steinig sein mag, ist es wichtig zu bedenken, dass der Umgang mit Bauchspeicheldrüsenkrebs nicht nur körperliche Heilung, sondern auch mentale und logistische Unterstützung erfordert.

Möglichkeiten, mit Stress umzugehen

Die Suche nach wirksamen Methoden zum Umgang mit den emotionalen und psychologischen Auswirkungen von Bauchspeicheldrüsenkrebs ist oft der erste

Schritt im Bewältigungsprozess. Wichtige Methoden zur Stressbewältigung sind: Zur emotionalen Linderung kann es hilfreich sein, sich an Freunde, Familie und Selbsthilfegruppen zu wenden. Es kann wirklich beruhigend sein, mit anderen Menschen zu sprechen, die verstehen, was man durchmacht und die das Gleiche durchgemacht haben oder noch durchmachen. Angst, Verzweiflung und andere emotionale Reaktionen auf eine Diagnose und die anschließende Behandlung können schwer zu bewältigen sein, aber eine professionelle Beratung oder Therapie kann helfen.

Geist-Körper-Methoden

Aktivitäten wie Yoga, Meditation und Achtsamkeit haben nachweislich positive Auswirkungen auf die körperliche und geistige Gesundheit.

Die Behandlung von Bauchspeicheldrüsenkrebs umfasst immer Palliativpflege bzw. unterstützende Pflege. Seine Hauptziele sind die Symptombehandlung und die Verbesserung der Lebensqualität des Patienten während der gesamten Krebserfahrung. Teams, die Palliativpflege leisten, können auch aus Krankenschwestern, Sozialarbeitern, Ernährungsberatern und anderen medizinischen Experten bestehen. Gemeinsam stehen sie vor den physischen, emotionalen und logistischen Schwierigkeiten, die das Leben mit Bauchspeicheldrüsenkrebs mit sich bringt.

Ernährungsempfehlungen

Gewichtsverlust und Mangelernährung sind aufgrund ihrer Auswirkungen auf die Verdauung und Nahrungsaufnahme mögliche Folgen von Bauchspeicheldrüsenkrebs. Mithilfe individueller Ernährungs- und Trinkempfehlungen des Ernährungsberaters können Kraft und Energie des Patienten möglichst hoch gehalten werden.

Behandlung von Schmerzen

Patienten mit Bauchspeicheldrüsenkrebs verspüren häufig Beschwerden, weshalb eine qualitativ hochwertige Schmerzlinderung unerlässlich ist. Schmerzen können mit Medikamenten und anderen Therapien behandelt werden, die von medizinischem Fachpersonal angeboten werden.

Umgang mit unerwünschten Ereignissen

Zur Behandlung von Bauchspeicheldrüsenkrebs werden Operationen, Chemotherapie und Strahlentherapie eingesetzt, sie haben jedoch jeweils ihre eigenen potenziellen Nebenwirkungen. Zu diesen Symptomen gehören Erbrechen, Schwäche, schütteres Haar und Appetitveränderungen. Ein medizinisches Team kann Ihnen beim Umgang mit diesen unerwünschten Wirkungen helfen und gegebenenfalls Anpassungen an Ihrer Therapie vornehmen.

Entlassungsplanung vor dem Krankenhausaufenthalt

Die Vorausplanung Ihres zukünftigen medizinischen Bedarfs und der Pflege am Lebensende wird als „Vorausplanung der Pflege" bezeichnet. Patienten und ihre Angehörigen können beruhigt sein, da sie wissen, dass ihre Werte und Wünsche dank einer vorausschauenden Pflegeplanung berücksichtigt werden.

Forschung an menschlichen Subjekten

Die Möglichkeit, an klinischen Studien teilzunehmen, bietet einen frühen Zugang zu neuartigen Heilmitteln und Behandlungen. Einigen Patienten wird möglicherweise empfohlen, mit ihren Gesundheitsdienstleistern über die Möglichkeit der Teilnahme an einer Forschungsstudie zu sprechen.

Die Beibehaltung eines Teils der gewohnten Routine während der Behandlung von Bauchspeicheldrüsenkrebs kann dazu beitragen, dass man sich selbstbewusster und entspannter fühlt. Positivität kann durch die Verfolgung von Interessen, die Gesellschaft geliebter Menschen und die Festlegung erreichbarer Ziele aufrechterhalten werden.

Finanzielle und rechtliche Faktoren

Aufgrund der hohen Kosten müssen vor Beginn der Krebsbehandlung rechtliche und finanzielle Bedenken geklärt werden. Versicherungspolicen, juristische Dokumente wie Testamente und Patientenverfügungen sowie andere Quellen finanzieller Unterstützung sollten untersucht werden.

Optimismus und Fürsprache

Nicht zuletzt gehört es zum Leben mit Bauchspeicheldrüsenkrebs, sich für sich selbst und andere einzusetzen. Patienten können der größeren Bewegung helfen, die Ergebnisse für Patienten mit Bauchspeicheldrüsenkrebs zu verbessern, indem sie über die neuesten Forschungs- und

Behandlungsmöglichkeiten informiert werden.

Der Umgang mit Bauchspeicheldrüsenkrebs erfordert eine ganzheitliche Strategie, die nicht nur die körperliche Gesundheit, sondern auch die geistige Stabilität und die täglichen Bedürfnisse berücksichtigt. Die Reise mag schwierig sein, aber sie geht immer mit Stärke, Optimismus und der Liebe und Unterstützung anderer einher. Obwohl viele Hindernisse zu überwinden sind, besteht Hoffnung auf bessere Ergebnisse und eine bessere Lebensqualität aufgrund von Durchbrüchen in der Forschung und einem ganzheitlichen Pflegeansatz. In den nächsten Kapiteln werden wir aktuelle Erkenntnisse aus Studien zu Bauchspeicheldrüsenkrebs, Methoden zur Früherkennung und Prävention sowie die mutigen Kämpfe, die echte Menschen gegen diese tödliche Krankheit führen, diskutieren.

KAPITEL 7

Vermeidung und Erkennung

Die Bekämpfung von Bauchspeicheldrüsenkrebs erfordert mehrere Maßnahmen. Die wichtigsten davon sind Prävention und Früherkennung, wenn die Krankheit besser behandelbar ist. Das Verständnis von Risikofaktoren und die Umsetzung von Früherkennungstaktiken können einen großen Unterschied machen, aber es gibt keine ausfallsicheren Mittel zur Prävention.

Vorbeugende Maßnahmen

Die Reduzierung von Risikofaktoren und ein gesunder Lebensstil sind beide wichtig, um Bauchspeicheldrüsenkrebs vorzubeugen. Zu den wichtigsten vorbeugenden Maßnahmen gehören:

Aufhören zu rauchen

Der Konsum von Tabakprodukten trägt wesentlich zur Entstehung von Bauchspeicheldrüsenkrebs bei. Das Risiko, an der Erkrankung zu erkranken, lässt sich deutlich reduzieren, wenn der Raucher mit dem Rauchen aufhört. Programme zur Raucherentwöhnung und medizinisches Fachpersonal können Ihnen jederzeit dabei helfen, mit dem Rauchen aufzuhören.

Eine ausgewogene Diät

Das Risiko, an Bauchspeicheldrüsenkrebs zu erkranken, kann durch eine gesunde und ausgewogene Ernährung verringert werden. Im Folgenden finden Sie einige Vorschläge für Ihre Ernährung: Eine Reduzierung Ihres Verzehrs von rotem und verarbeitetem Fleisch kann dazu beitragen, Ihr Risiko zu verringern. Obst und Gemüse stecken voller entzündungshemmender Antioxidantien, daher ist es eine gute Idee, den Verzehr zu erhöhen. Reduzieren Sie die Aufnahme von zuckerhaltigen und fetthaltigen Lebensmitteln.

Die dritte Regel des Gewichtsmanagements

Das Risiko für Bauchspeicheldrüsenkrebs steigt mit Fettleibigkeit, daher ist es wichtig, durch Ernährung und Bewegung ein gesundes Gewicht zu halten. Den Empfehlungen zufolge sollten Erwachsene jede Woche mindestens 150 Minuten körperliche Aktivität mittlerer Intensität ausüben.

Reduzieren Sie Ihren Alkoholkonsum

Das Risiko, an Bauchspeicheldrüsenkrebs zu erkranken, steigt durch gewohnheitsmäßigen starken Alkoholkonsum. Befolgen Sie die Empfehlungen zum angemessenen Alkoholkonsum, wenn Sie sich für den Alkoholkonsum entscheiden.

Stammbäume und die Rolle genetischer Tests

Sie sollten darüber nachdenken, einen Gentest und eine Beratung in Anspruch zu nehmen, wenn in Ihrer Familie häufig Bauchspeicheldrüsenkrebs aufgetreten ist oder wenn Sie Träger einer der bekannten genetischen Varianten sind, die mit der Krankheit in Zusammenhang stehen. Die Früherkennungs- und Präventionstechniken können mit der Kenntnis eines erblichen Risikos verbessert werden.

Methoden der Früherkennung

Bauchspeicheldrüsenkrebs ist im Frühstadium schwer zu diagnostizieren, da es im Frühstadium keine eindeutigen Anzeichen gibt. Dennoch können einige Methoden dabei helfen, die Krankheit in einem früheren, möglicherweise heilbareren Stadium zu diagnostizieren:

Achten Sie auf die Zeichen

Lernen Sie, die Warnzeichen von Bauchspeicheldrüsenkrebs zu erkennen, wie Gelbsucht, Magenschmerzen, Gewichtsverlust ohne Erklärung und veränderte Stuhlgewohnheiten.

Gefährdete Gruppen

Bei manchen Menschen besteht ein erhöhtes Risiko, an Bauchspeicheldrüsenkrebs zu erkranken, weil die Krankheit in der Familie vorkommt oder weil sie Träger einer damit verbundenen genetischen Mutation sind. Wenn dies auf Sie zutrifft, sprechen Sie mit Ihrem Arzt über eine individuelle Untersuchung und Überwachung.

Erkennung und Überwachung

Da kein einziger Test nachweislich Bauchspeicheldrüsenkrebs im Frühstadium zuverlässig erkennen kann, gibt es derzeit keine standardisierten Screening-Tests für die Allgemeinbevölkerung. Endoskopischer Ultraschall (EUS) und Magnetresonanztomographie (MRT) sind zwei Screening-Modalitäten, die bei Personen eingesetzt werden können, bei denen aufgrund von Faktoren wie Familienanamnese oder genetischen Veränderungen ein hohes Risiko besteht.

Nehmen Sie an einer klinischen Studie oder Forschungsstudie teil

Die Entwicklung neuer Früherkennungsinstrumente für Bauchspeicheldrüsenkrebs hängt stark von den Ergebnissen klinischer Studien ab. Wenn Sie die Voraussetzungen erfüllen, sollten Sie darüber nachdenken, sich für eine klinische Studie anzumelden oder an einer Forschungsstudie teilzunehmen.

Vorsorgeuntersuchungen

Um Ihre Gesundheit im Auge zu behalten und Warnzeichen oder Risikofaktoren zu erkennen, ist es wichtig, regelmäßig Ihren Arzt aufzusuchen. Sie können über Ihre Risikofaktoren für die Entstehung von Bauchspeicheldrüsenkrebs und die Krankengeschichte Ihrer Familie sprechen.

Trotz seiner anhaltenden Bedrohung kann Bauchspeicheldrüsenkrebs durch vorbeugende Maßnahmen und eine frühzeitige Diagnose erheblich beeinträchtigt werden. Es ist von entscheidender Bedeutung, mit dem Rauchen aufzuhören, sich an eine gesunde Routine zu halten und sich über mögliche Gefahren zu informieren. Ein personalisiertes Screening und Monitoring kann besonders hilfreich für Personen sein, die aufgrund von Faktoren wie Familienanamnese oder genetischer Anfälligkeit einem hohen Risiko ausgesetzt sind. Es besteht die Hoffnung, dass Bauchspeicheldrüsenkrebs dank laufender Forschung und klinischer Studien in einem früheren, besser behandelbaren Stadium entdeckt und behandelt werden kann.

ABSCHLUSS

Gemeinsam gegen Bauchspeicheldrüsenkrebs vorgehen

Auf diesen Seiten, die der Erforschung von Bauchspeicheldrüsenkrebs gewidmet sind, sind wir in die Tiefen eines starken Gegners eingetaucht. Bauchspeicheldrüsenkrebs ist eine besonders schwer zu behandelnde Erkrankung, da er erst in einem fortgeschrittenen Stadium Symptome verursacht. Am Ende unseres Abenteuers fallen uns einige wichtige Lektionen auf: Komplexität erkennen: Bauchspeicheldrüsenkrebs ist keine einzelne Krankheit, sondern eine Ansammlung von Krankheiten mit einzigartigen Ursachen, Symptomen und Behandlungsmöglichkeiten.

Der erste Schritt zu einer guten Behandlung und Pflege besteht darin, die komplexe Natur dieser bösartigen Erkrankung anzuerkennen.

Die Behandlung von Bauchspeicheldrüsenkrebs muss mehrere Strategien umfassen. Die Komplexität der Krankheit erfordert einen ähnlich komplexen Behandlungsansatz, der alles von Operation und Chemotherapie bis hin zu Bestrahlung und gezielten Medikamenten umfassen kann.

Leben mit Hoffnung: Belastbarkeit, Hoffnung und ein Unterstützungsnetzwerk, das Freunde, Familie und Gesundheitsdienstleister umfasst, prägen den Lebensweg mit Bauchspeicheldrüsenkrebs. Es ist von entscheidender Bedeutung, während des gesamten Verlaufs Zugang zu Palliativpflege, emotionaler Unterstützung und Bewältigungsmechanismen zu haben.

Die Bekämpfung von Bauchspeicheldrüsenkrebs erfordert einen mehrgleisigen Ansatz, bei dem sowohl Früherkennung als auch Prävention im Vordergrund stehen.

Derzeit gibt es keine allgemein anerkannte Screening-Methode. Eine frühzeitige Diagnose kann jedoch durch die Kenntnis der Risikofaktoren, die Annahme eines gesunden Lebensstils und die genaue Beachtung der Symptome erleichtert werden.

An vorderster Front im Kampf gegen Bauchspeicheldrüsenkrebs wird weiter geforscht. Zukünftige Generationen könnten dank klinischer Studien, genetischer Studien und Therapiedurchbrüchen bessere Ergebnisse erzielen.

Unterstützung und Fürsprache: Die Bekämpfung von Bauchspeicheldrüsenkrebs ist eine Teamleistung. Wir sind uns einig in unserem Streben nach einer Welt, in der Bauchspeicheldrüsenkrebs durch Befürwortung, Sensibilisierung und Unterstützung laufender Forschungsinitiativen vermeidbar, nachweisbar und letztendlich besiegbar ist.

Am Ende des Buches über Bauchspeicheldrüsenkrebs bündeln wir unsere Kräfte, um für eine bessere Zukunft zu kämpfen.

Wir hoffen, den Kampf gegen diese gefährliche Krankheit zu gewinnen, indem wir das Verständnis der Menschen dafür stärken und sie zum Handeln ermutigen. Auch wenn der Fortschritt langsam sein mag, können wir uns trauen, zu wissen, dass wir dank der Stärke des menschlichen Geistes, der Kraft der modernen Medizin und der Bande der Gemeinschaft irgendwann frei von Bauchspeicheldrüsenkrebs sein werden.